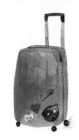
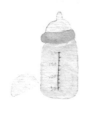
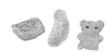

这本书属于

This book belongs to

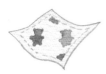

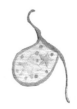

U0194109

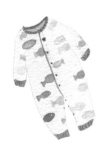

扫一扫，一起记录成长吧！！

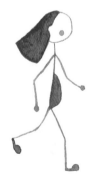 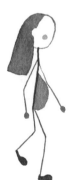 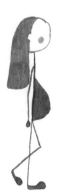 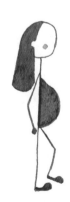

宝贝，
当你在妈妈肚子里

三个妈妈·著　　三羊·绘

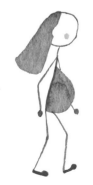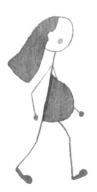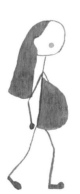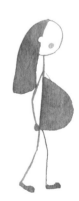

图书在版编目（CIP）数据

宝贝，当你在妈妈肚子里 / 三个妈妈著；三羊绘 . —2 版 . —北京：中国财政经济出版社，2018.2

ISBN 978-7-5095-7835-3

Ⅰ.①宝… Ⅱ.①三… ②三… Ⅲ.①孕妇 – 妇幼保健 – 基本知识 Ⅳ.① R715.3

中国版本图书馆 CIP 数据核字（2017）第 275608 号

责任编辑：周水琴　　　　　　　　　　策　　划：钱琪然
封面设计：彭　洋　　　　　　　　　　版式设计：彭　洋

中国财政经济出版社 出版

URL: http: // www.cfeph. cn
E－mail：cfeph@cfeph. cn
（版权所有　翻印必究）

社址：北京市海淀区阜成路甲 28 号　邮政编码：100142
北京时捷印刷有限公司印刷　各地新华书店经销
789×1092 毫米 16 开　7.25 印张　50000 字
2018 年 2 月第 2 版　2018 年 2 月北京第 1 次印刷
定价：99.00 元
ISBN 978－7－5095－7835－3
（图书出现印装问题，本社负责调换）
打击盗版举报热线：010-88190492、QQ：447268889

序

女人真的是一种很神奇的动物，看起来弱不禁风，却实实在在地承担着繁衍后代的责任。

对于妈妈来说，一个人变两个人这件事不仅是原始的本能，更多的是使命和期待。就像播下一颗种子，想像着大树参天的那一天。

对于这颗小小的种子而言，妈妈的肚子就是一整个世界。

10个月，是一段奇妙的旅程，值得细细体会，慢慢记录。

睑大人

2015-5-1

作 者

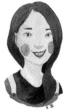

三羊

三羊，85后新锐插画家，英国爱丁堡艺术学院动画硕士。射手座辣妈，坚信折腾过的人生才是精彩的人生。爱好广泛，却始终对画笔不离不弃。因为人生太多乐趣，要找到你最爱的那一个。

art@lisapeng.com；weibo.com/pylisa

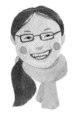

钱妈

钱妈，是一个闲起来怕自己慌死，忙起来又怕自己被逼死的人，于是怀孕以后就想到把自己充实起来，但做起来又经常失去方向。想成为一个职业女性，却每天为柴米油盐家长里短操碎了心。在日记本诞生的过程里，完成了由孕妈向真妈妈的华丽转身。

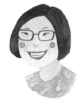

睑大人

睑大人，一个被时间遗忘的成都姑娘，怀着一颗躁动的心从成都到北京，以为能追求更有趣的生活，结果被钉在板凳上做了N多年的出版社文字编辑。有了孩子以后，发现这才是"有趣"的生活：每日斗智斗勇，其乐无穷！

目录

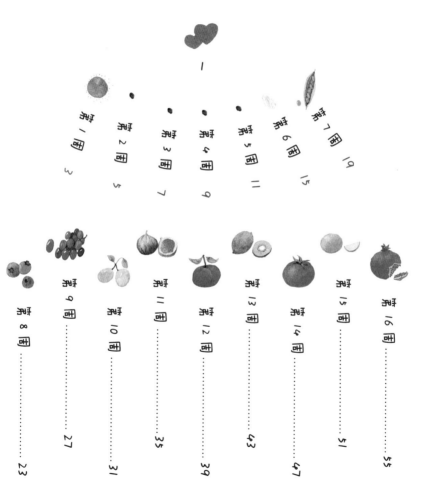

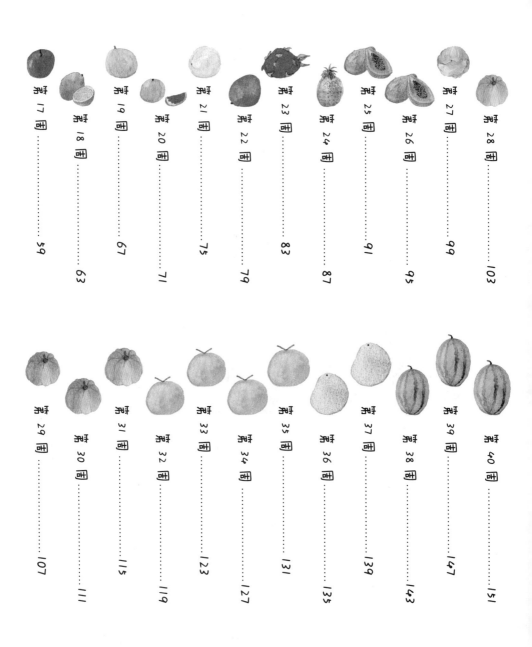

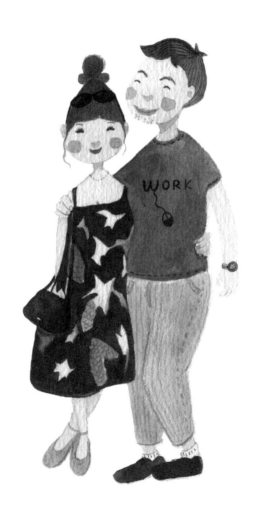

年　月　日

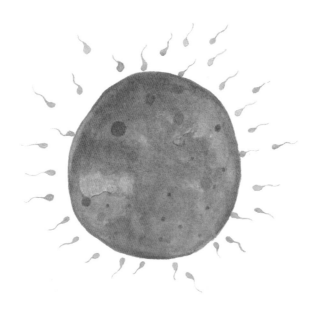

第 1 周

1st week

1st WEEK

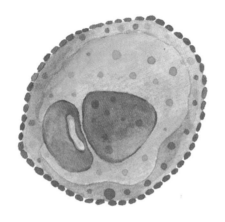

● 种子大小

第 2 周
2nd week

2nd WEEK

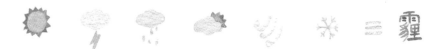

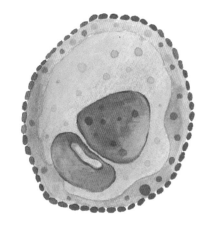

● 种子大小

第 3 周
3rd week

3rd WEEK

3

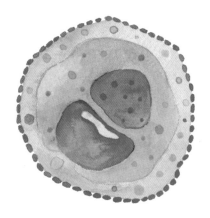

● 种子大小

第 4 周
4th week

4th WEEK

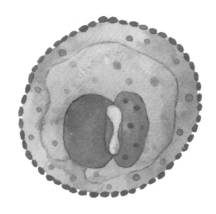

芝麻大小

第 5 周
5th week

5th WEEK

我这个月的大姨妈已经晚了几天了......

♡中窃喜

从抽屉里拿出备好的验孕条，5分钟后......

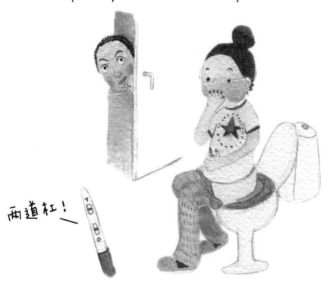

两道杠！

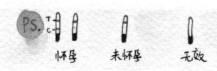

P.S.

怀孕　　　未怀孕　　　无效

5th WEEK

5th WEEK

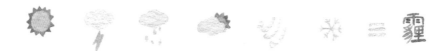

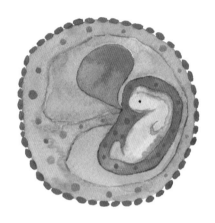

大米大小

第 6 周
6th week

6th WEEK

"自测"怀孕之后，到医院正式检查。

挂了妇科而不是产科。

到了妇科门诊，医生什么话也没说，直接开了一张化验

单，查三项指标：孕酮、HCG、雌激素。

小贴士

孕酮即黄体酮，是由卵巢黄体分泌的一种天然孕激素，为维持妊娠所必需。各医院检查孕酮的单位一般有两种，请准妈妈看清，不要轻易紧张。Relax ♡

$1ng/ml = 3.12nmol/l$

* 资料来源、叮当妈妈APP

孕酮参考值(ng/ml)

卵泡期	0.2 - 0.6
黄体期	6.5 - 32.2
7周	16.9 - 32.1
8周	20.7 - 36.5
9-12周	25 - 51
13 - 16周	31.5 - 59.5
17 - 20周	49.3 - 77.3
21 - 24周	75.2 - 146.6
25 - 34周	129.6 - 201
35周	155 - 249

6th WEEK

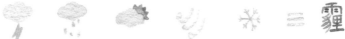

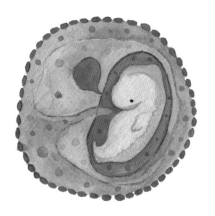

 豌豆大小

第 7 周
7th week

7th WEEK

两周之后，终于要做第一次 B超！

这次B超目的是为了检查胚胎的着床位置和发育情况，确认是不是宫内孕，有没有胎芽胎心♡

这是你的第1张照片！

虽然是照片，可是毫无造型可言，你还只是一个"小芽"，只有0.97厘米。

附一张B超单，留作纪念。

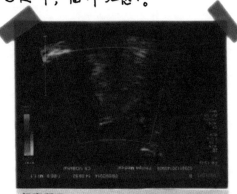

超声所见：
子宫前位，宫体大小5.7*5.4*4.6cm，
宫内胎囊2.8*1.8cm
胎芽大小0.97cm，胎心（+），

7th WEEK

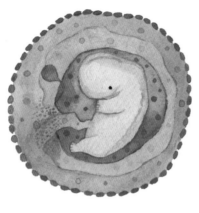

 蓝莓大小

第 8 周
8th week

8th WEEK

咪咪变大，以前的文胸都不能穿了，要买大号升级cup。

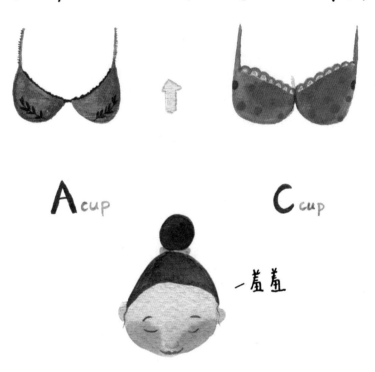

A cup

C cup

一盖盖

8th WEEK

8

8th WEEK

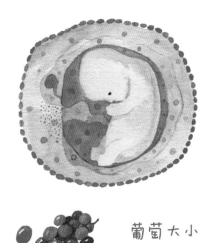

葡萄大小

第 9 周
9th week

9th WEEK

Shopping List 购物车 32件

婴儿车 ☑

婴儿床 ☑

孕妇手帐 孕妇日记本 ☑

孕妇裤 ☑

孕妇衣君 ☑

婴儿鞋 ☑

奶瓶 ☑

围嘴 ☑

奶粉 ☑

身体乳液 ☑

→ 更多

28

9th WEEK

9th WEEK

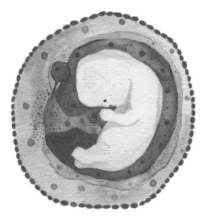

金桔大小

第 10 周
10th week

10th WEEK

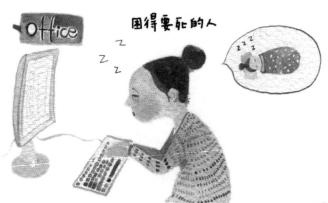

困得要死的人

我要不要宣布我怀孕了呀？

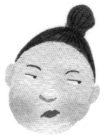

你去把这份材料
复印 100 份！

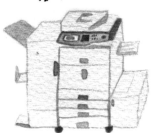

10th WEEK

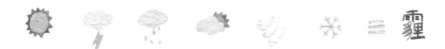

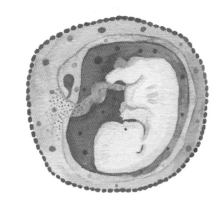

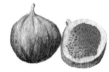
无花果大小

第 11 周
11th week

11th WEEK

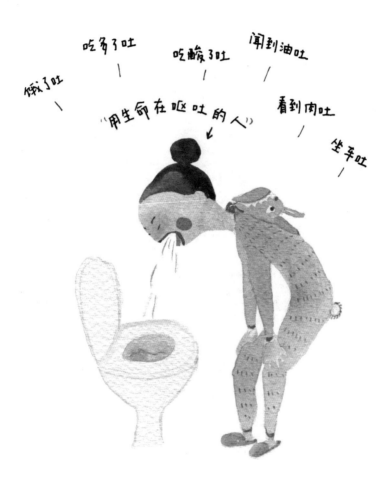

11th WEEK

11th WEEK

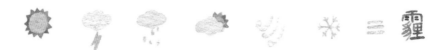

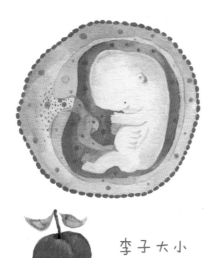

李子大小

第 12 周
12th week

12th WEEK

早上 🕐 就起床了。

貌似最近胃很脆弱 🌙

吃 👄　走路 👣　看电视 📺　是我的三大滋袋。

婆婆买了 ⚫ 回来，看着《Raising Hope》，

吃着　栗子，想着baby，觉得特美好！

就算再多的难受

都值得！

中午起床好想吃

笋。老公不让吃，我很生气！！！

他说 **大熊猫** 🐼　才吃笋！

但我就是 　啊！

　　　　　　　　　　我要吃笋！！！

12th WEEK

12th WEEK

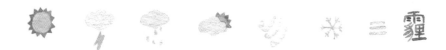

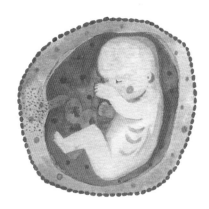

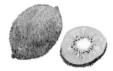

狝猴桃大小

第 13 周
13th week

13th WEEK

第一次正式的乎检被安排在孕13周。
医院的走廊站满了高矮胖瘦、形态不一的大肚婆。
有尖有 圆、有上有下, 有轻巧有迟缓,
简直就像一场大肚子的 博览会!

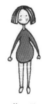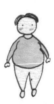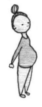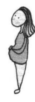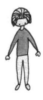

我摸摸自己平坦的肚子, 期待早日加入"大肚军团"。
这是今天拍的B超, 跟上次比起来, 还算有点人形!

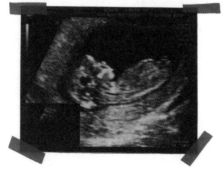

13th WEEK

13th WEEK

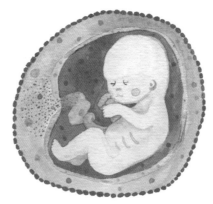

西红柿大小

第 14 周
14th week

14th WEEK

给宝宝织个毛背心

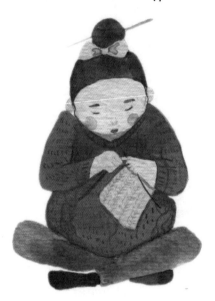

14th WEEK

14th WEEK

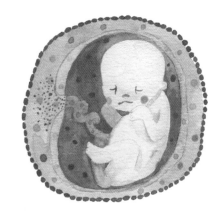

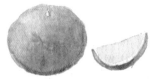

小橙子大小

第 15 周
15th week

15th WEEK

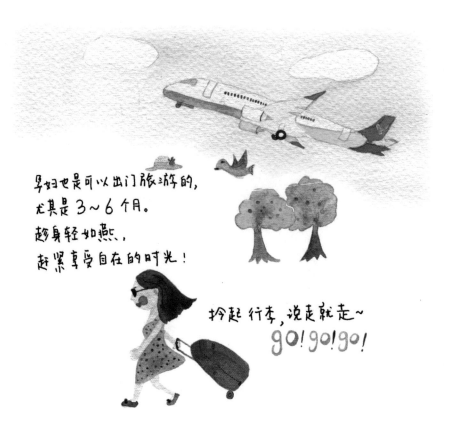

孕妇也是可以出门旅游的，
尤其是 3～6 个月。
趁身轻如燕，
赶紧享受自在的时光！

拎起 行李，说走就走~
go! go! go!

15th WEEK

15th WEEK

    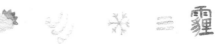

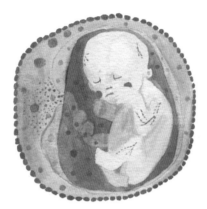

石榴大小

第 16 周
16th week

16th WEEK

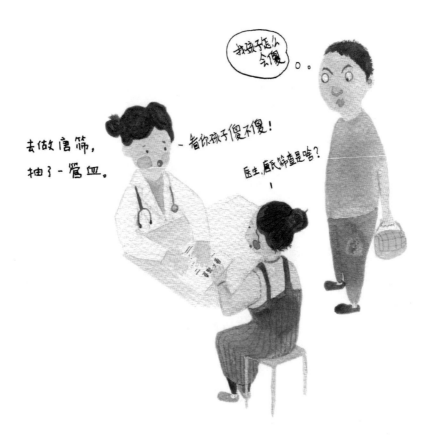

16th WEEK

16th WEEK

      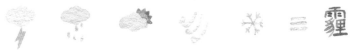

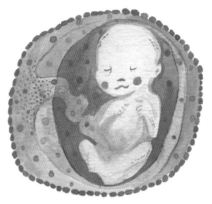

苹果大小

第 17 周
17th week

17th WEEK

书上说16周左右会感觉到胎动。
终于等到了这一天！
晚上躺在床上，小肚子靠下的部分突然从内到外
有个小小的力量，随之动了三四下！用手就可以感觉到！

孩子，真的是你吗？

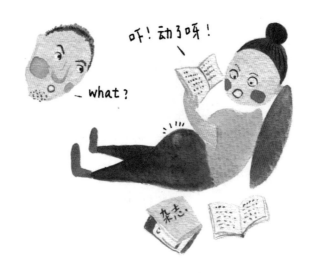

17th WEEK

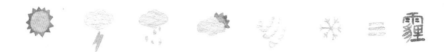

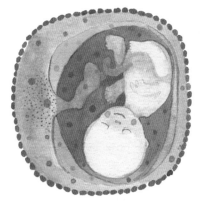

大臍橙大小

第 18 周
18th week

18th WEEK

最近你奶奶每次打电话，都在提醒我："该胎教了啊.."

她推荐我每天播点古典音乐给你听...

古典音乐...为娘真心不懂啊呵...

按照我的理念，咳咳：

我的快乐自然会传递给你，
我的情绪也会直接影响你。给
你播我听不懂的"高端"古典乐，不如每天
看爱看的书，
逛爱逛的街，
穿爱穿的衣服，
享受生活。你觉得呢！

你想不想听只多芬！

总之，妈妈希望你快乐成长！

Have A GOOD Mood!

18th WEEK

18

18th WEEK

      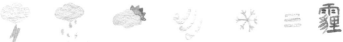

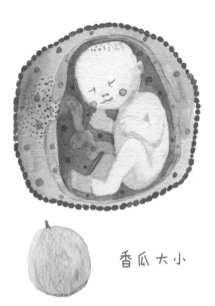

香瓜大小

第 19 周
19th week

19th WEEK

睡觉开始打呼噜……

我以为只有老人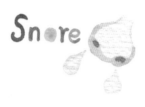

胖子会打呼噜…

你爸爸把呼噜声录下来当作礼物
送给我。

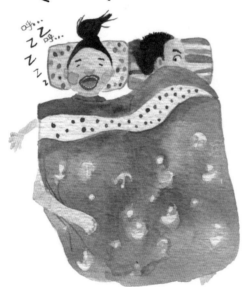

19th WEEK

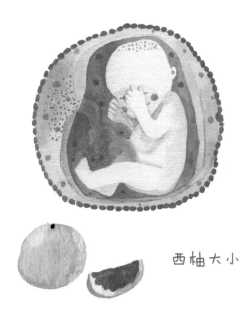

西柚大小

第 20 周
20th week

20th WEEK

书上和网上都说，左侧卧对胎儿和孕妇都好，有助于血液循环。

可我就是习惯 右!侧!卧!

每天睡觉前都强迫自己左侧卧倒，可是半夜醒来，不是右侧就是四仰八叉...

怎么办？谁来救救我……

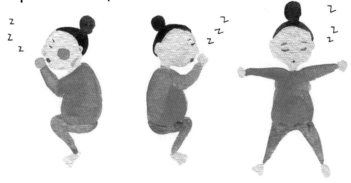

20th WEEK

20th WEEK

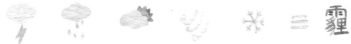

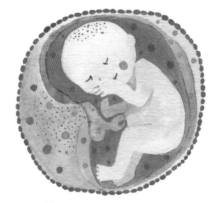

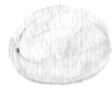

白兰瓜大小

第 21 周
21st week

21st WEEK

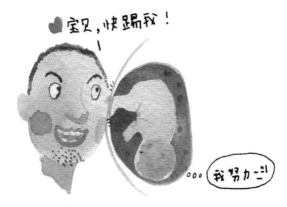

　　最近每天晚上，都可以感觉到肚子"咕噜"，但都是轻轻的，没有规律。

　　你爸很好奇地趴在我肚子上，

　　就在刹那间，你

　　这是你们之间 敬他一脚 回

　　第一次亲密接触！TOUCH!

21st WEEK

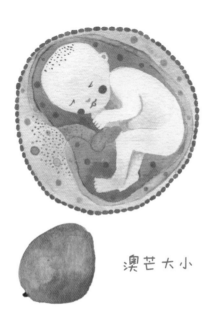

澳芒大小

第 22 周
22nd week

22nd WEEK

为了节省扫地拖地的劳动量，买了一台扫地机。

但它太笨了，急死个人，总要蹲下帮它移动
位置。

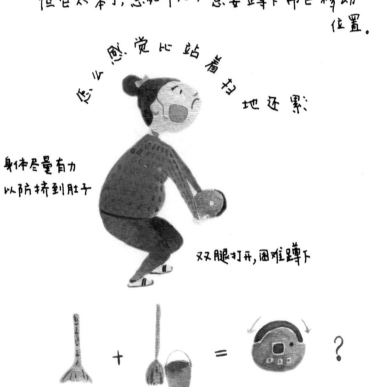

怎么感觉比站着扫地还累。

身体尽量有力
以防挤到肚子

双腿打开，困难蹲下

22nd WEEK

      = 霾

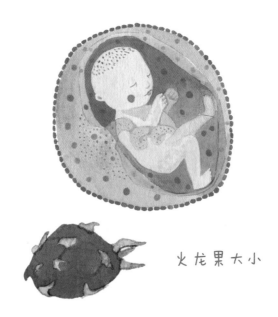

火龙果大小

第 23 周
23rd week

23rd WEEK

胃口太好了，什么都想吃！

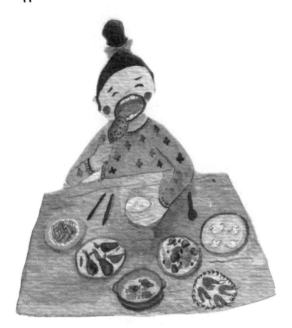

23rd WEEK

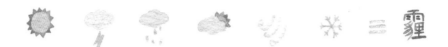

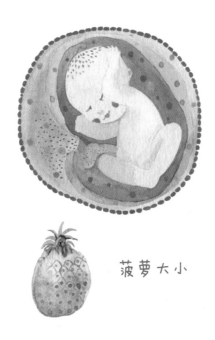

菠萝大小

第 24 周
24th week

24th WEEK

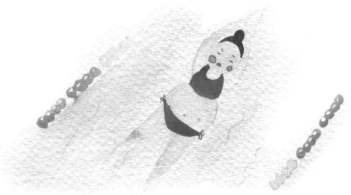

到底能不能游泳？
听说游泳是最适合孕妇的运动了。
今天游起来才发现很轻松！！！
因为体积越大，浮力越大。物理知识的作用体现出了。
不过还要选择一个卫生有保障的游泳池，
人越少越好！

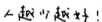

24th WEEK

24th WEEK

     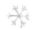 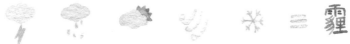

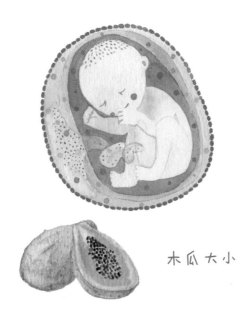

木瓜大小

第 25 周
25th week

25th WEEK

夫妻 ❤️ 瑜珈

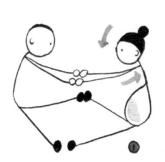 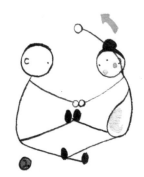

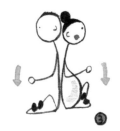 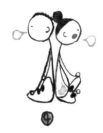

Peaceful & Relaxing

25th WEEK

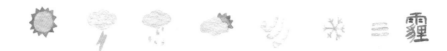

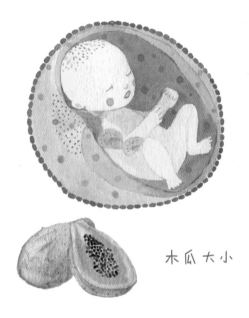

木瓜大小

第 26 周
26th week

26th WEEK

排畸检查通过了就开始惦记糖筛，
跟超级玛丽过关一样。
　　现在孕期得糖尿病的人越来越
多，一次数据不合格就会成为医生紧盯的对象。

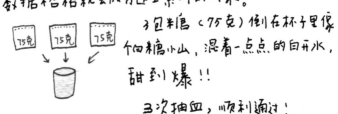

3包糖（75克）倒在杯子里像
个白糖小山，混着一点点的白开水，
甜到爆！！

三次抽血，顺利通过！

走... 吃一顿去...
你想吃点什么呢？

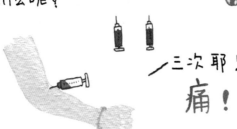

三次耶！
痛！

26th WEEK

      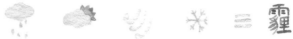

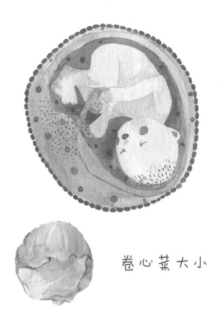

卷心菜大小

第 27 周
27th week

27th WEEK

你爸好讨厌！这不让吃那不让吃，就像他
手里有一份"孕妇禁吃"黑名单

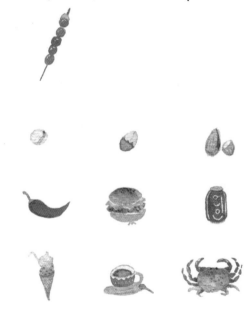

科学证明，少量吃一些是没有问题的！

27th WEEK

      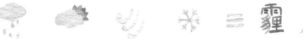

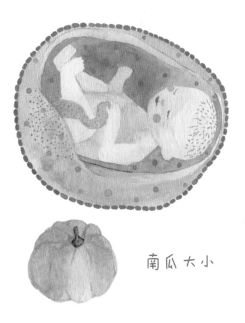

南瓜大小

第 28 周
28th week

28th WEEK

一直没忌口，也没补钙，只是每天喝牛奶。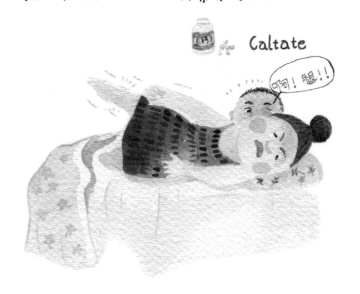

我以为我不会缺钙。

今天半夜突然惊醒，左腿小腿肚抽筋，

巨痛…!!

终究没逃过缺钙困扰，赶紧买钙片去！

Caltate

啊！腿！！

28th WEEK

28th WEEK

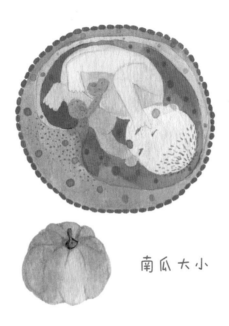

南瓜大小

第 29 周
29th week

29th WEEK

今天洗澡的时候，从乳头
挤出透明的液体，这就是
传说中的初乳吗？
　据说在孕期可以挤出液体说明乳腺是
畅通无阻的，孩子出生后一定有奶！
　但愿如此，阿弥陀佛......

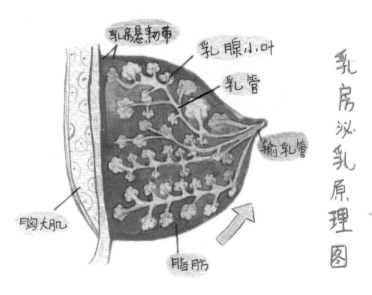

乳房悬韧带

乳腺小叶

乳管

输乳管

胸大肌

脂肪

乳房泌乳原理图

29th WEEK

29th WEEK

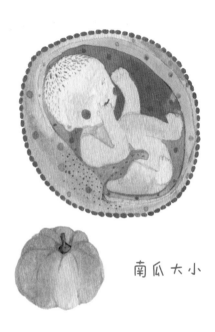

南瓜大小

第 30 周
30th week

30th WEEK

最近长胖太多，开始做瑜珈。

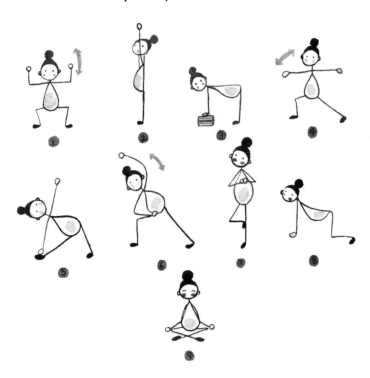

30th WEEK

    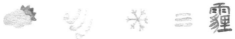

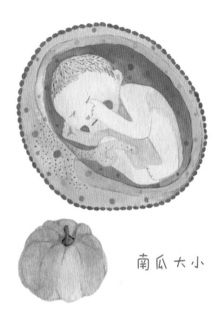

南瓜大小

第 31 周
31st week

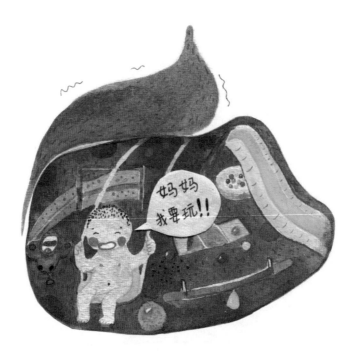

每天吃饱饭后，肚子会动得变形。

你在玩"乾坤大挪移"吗？根本停不下来。

这个时候向你发号施令也不管用，胃好像要被挤出来。

我只能躺下，缓慢地变换姿势……

但愿你尽能找到一个舒服的位置，安静一会儿…

31st WEEK

31st WEEK

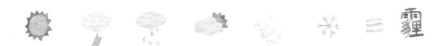

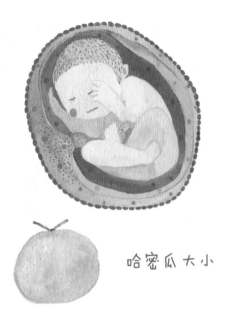

哈密瓜大小

第 32 周
32nd week

32nd WEEK

肚子越来越大，剪脚趾甲就变得格外困难。
要把脚搬得很高，还要眼神非常好。

一需要我吗？

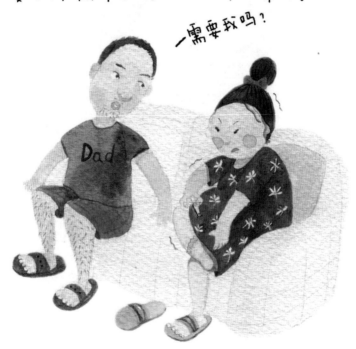

32nd WEEK

32nd WEEK

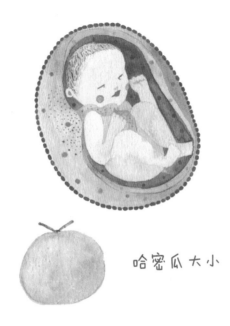

哈密瓜大小

第 33 周
33rd week

33rd WEEK

大肚婆进入了 8 个月大关，
体重已经增长了 25 斤 !!!
行动缓慢到看起来像一只大白帝企鹅妈......
今天你爸喝了半斤白酒，我勒上安全带当司机接他回家。

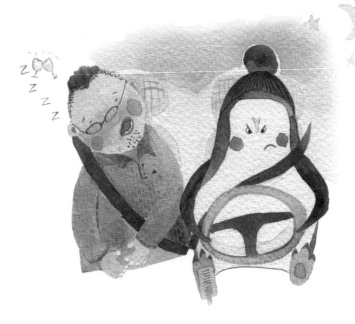

33rd WEEK

33rd WEEK

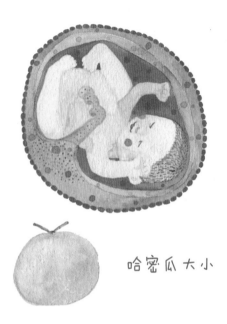

哈密瓜大小

第 34 周
34th week

34th WEEK

肚子大到像抱个篮球满街乱晃。⊙⊙

上公交、坐地铁马上被让座。

逛商场超市立刻会闪出一条道，幸运的话还会有人帮我开门。说实话，人到门开的感觉还真不错！

餐厅点餐会得到热心的孕妇 tips，最夸张的是火底捞送了很多宝宝玩具。

孕妇真幸福，嘻嘻……

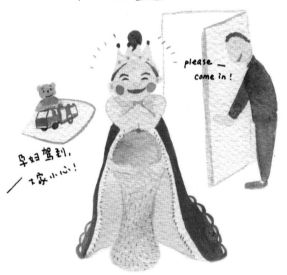

孕妇驾到，
大家小心！

please
come in !

34th WEEK

34th WEEK

      霾

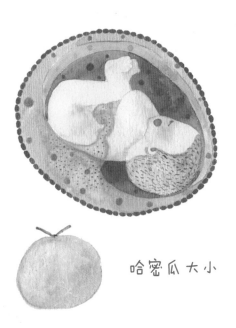

哈密瓜大小

第 35 周
35th week

35th WEEK

离仔仔来还剩最后1个多月，
我和仔爸要抓紧时间享受2人世界了。

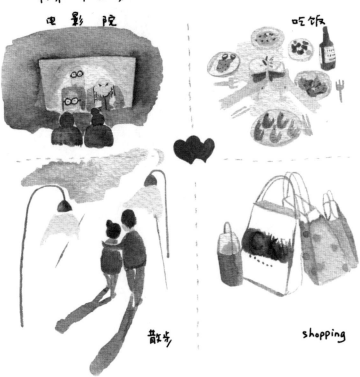

电影院

吃饭

散步

shopping

35

35th WEEK

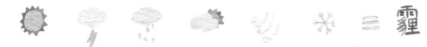

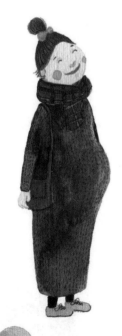

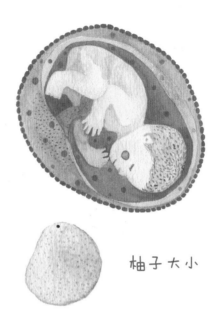

柚子大小

第 36 周
36th week

36th WEEK

根本不想运动啊!

可是必须要运动啊!!!!!!!!!

铃铃铃!!!

要运动哦!

要多走走!

妈妈婆婆每天每天打电话来,各种威逼利诱....

走几步就呼呼如喘气 →

36th WEEK

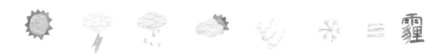

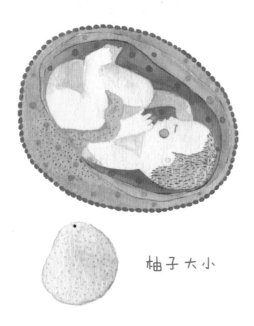

柚子大小

第 37 周
37th week

37th WEEK

　　肚子又大了些。吃东西的汤汤水水正好都落在上面，满身汤汁的痕迹。

　　看一眼衣服就清楚知道一日8餐（正常3餐＋各种不定时加餐）都吃了些什么。

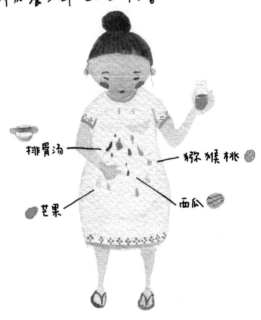

排骨汤

芒果

猕猴桃

西瓜

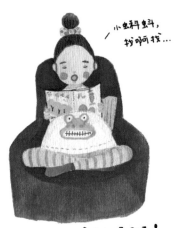

小蝌蚪，
找呀找…

对着肚子讲故事也太怪了吧！

37th WEEK

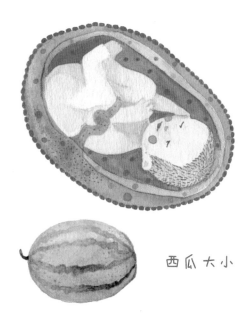

西瓜大小

第 38 周
38th week

38th WEEK

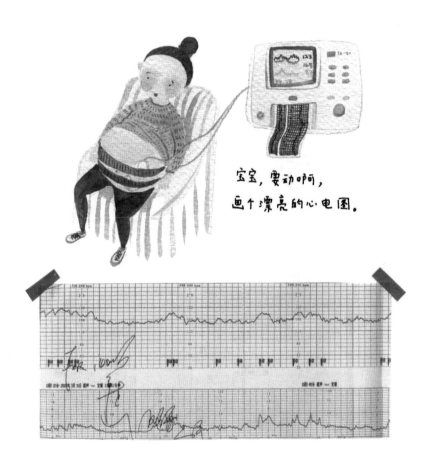

宝宝，要动啊，
画个漂亮的心电图。

38th WEEK

38th WEEK

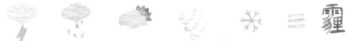

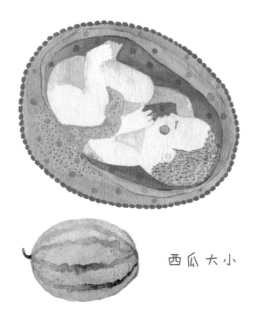

西瓜大小

第 39 周
39th week

39th WEEK

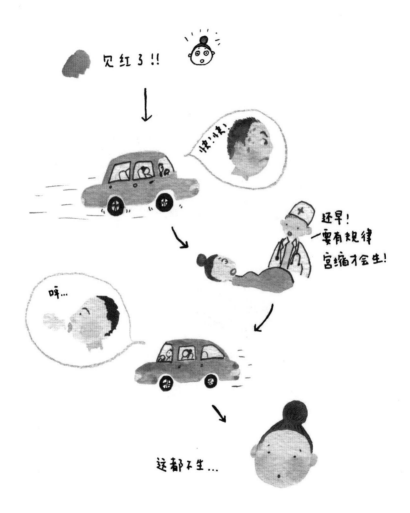

39th WEEK

39th WEEK

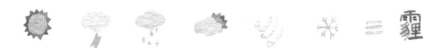

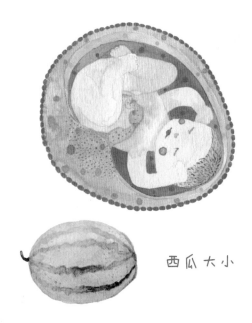

西瓜大小

第 40 周
40th week

40th WEEK

快到预产期了,有人说:

生宝宝其实就像拉大便!

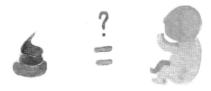

医生说:宫缩来的时候

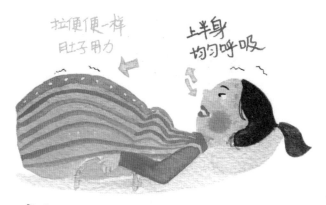

拉便便一样
肚子用力

上半身
均匀呼吸

宝宝,妈妈终于要见到你了!!

40th WEEK

哇!!　　　　　　啊!!

啊!!

啊~啊~啊!!!

特别感谢

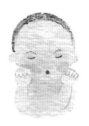

葫芦

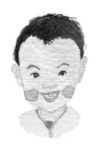

叮当

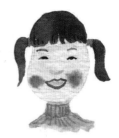

米可

感谢

黄西兰

汤酥皮（台湾）

彭彭

李学健

胡楠

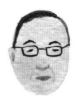

米利生

感谢机构

中国财政经济出版社

加丁（北京）科技有限公司

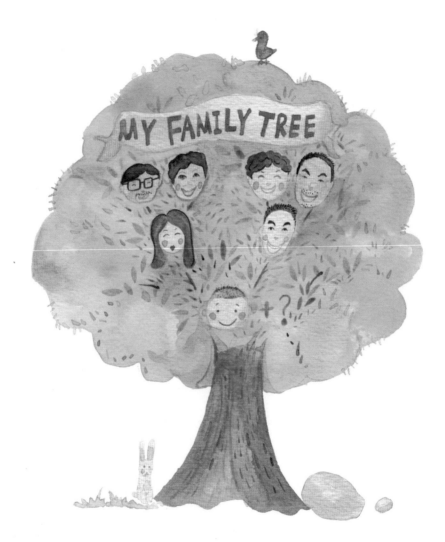